AF317885

NOTICE

SUR LES

EAUX MINÉRO-THERMALES

DE

SAIL-LÈS-CHATEAUMORAND

(PRÈS LA PALISSE),

DÉPARTEMENT DE LA LOIRE.

PAR M. LE DOCTEUR MERLE-DESISLE,

Médecin de l'hôpital de la Palisse, et médecin-inspecteur de l'établissement de
Sail-lès-Chateaumorand.

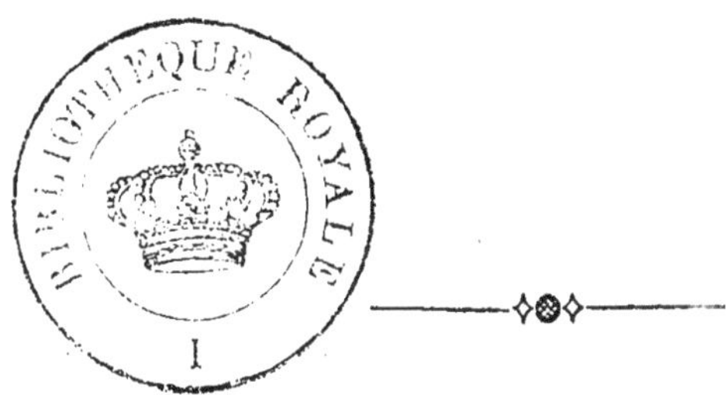

————◇❀◇————

PARIS,

IMPRIMERIE DE SCHNEIDER ET LANGRAND,

1, RUE D'ERFURTH.

——

1847

EAUX MINÉRALES,

NATURELLES, THERMALES, SALINES, SULFUREUSES ET FERRUGINEUSES

DE SAIL-LÈS-CHATEAUMORAND

(LOIRE).

Le bourg de Sail-lès-Chateaumorand, situé à quatre kilomètres de la grande route de Paris à Lyon, entre la ville de la Palisse et le bourg de Saint-Martin-Destréaux (relais de poste qui conduit à Sail en moins de trois quarts d'heure), est placé dans de jolies prairies plantées d'arbres. Les montagnes pittoresques qui l'environnent offrent les promenades les plus agréables et les points de vue les plus romantiques sur tout le bassin de la Loire, jusqu'aux montagnes d'Autun d'un côté, et de l'autre, jusqu'à celles du Beaujolais et du Lyonnais (1).

L'établissement s'élève dans la partie la plus riante du paysage. Il se compose d'un grand hôtel meublé, et du vaste bâtiment des bains. L'hôtel, attenant à l'établissement des bains, unit à ce précieux avantage celui d'offrir, par sa grandeur, ses distributions bien entendues, tout le confortable et l'agrément de la vie. Les salons du rez-de-chaussée, munis de pianos et de tous objets enfin réclamés par l'élégance de notre époque, et le cabinet de lecture abondamment fourni de livres et de journaux, assurent aux étrangers des passe-temps agréables.

---

(1) Un service régulier d'omnibus conduit de Saint-Martin-Destréaux à Sail les voyageurs amenés par les huit grandes diligences de Paris à Lyon et retour, et par les malles-postes qui passent tous les jours à Saint-Martin-Destréaux.

On trouvera dans l'hôtel un excellent restaurateur, et l'on peut manger à la carte dans son appartement, ou à la table d'hôte, servie à diverses heures du jour à des prix modérés.

Les bains sont construits sur un sol compacte, composé dans de justes proportions de chaux, d'alumine, et d'humus qui recouvre une couche granitique très-épaisse d'où sourdent *sans dégagement de gaz acide carbonique* les limpides et belles sources de Sail-lès-Chateaumorand. Ces eaux thermales, dont la température s'élève à 54 degrés centigrades, furent de toute ancienneté célèbres dans le Forez, comme l'attestent la chronique d'Anne d'Urfé, le chanoine de la Mure, les écrivains Barrère, de Raulin, Mérat, Deleus, Duclos, etc., ainsi que le nom même dérivé du latin, *salio* (je jaillis), donné à plusieurs eaux minérales au temps de l'occupation romaine, et enfin les débris des maçonneries antiques et les belles médailles romaines aux effigies des empereurs Vespasien et Caracalla, trouvées scellées dans les fondations. Ces superbes travaux, que l'on a découverts en nettoyant les sources, témoignent aussi quelle dut être jadis la prospérité des bains de Sail-lès-Chateaumorand. Malgré les détériorations que les événements firent subir à l'établissement, ces eaux n'en continuèrent pas moins à justifier la confiance des populations environnantes ; chaque année, plusieurs médecins des environs, encouragés par leur propriété curative, conseillaient ces eaux à leurs malades atteints particulièrement de maladies de la peau (la source sulfureuse étant alors la seule à laquelle il fût possible de puiser).

Ce sont d'aussi puissantes considérations qui ont déterminé l'Académie royale de médecine à faire faire une analyse en forme des eaux de Sail-lès-Chateaumorand, et, dans son rapport, M. O. Henri, après en avoir détaillé toutes les substances quotitivement et qualitativement, s'exprime ainsi : *Les eaux de Sail-lès-Chateaumorand ne présentent aucune analogie avec les autres eaux minérales qui sourdent dans les départements voisins. On en doit attendre de grands avantages pour le soulagement des malades atteints d'affections chroniques de différente nature, et ces eaux doivent être rétablies.*

En conséquence, sur l'avis motivé de l'Académie royale de médecine, rendu dans sa séance du 6 mai 1845, M. le ministre du commerce a autorisé le rétablissement des bains de Sail-lès-Chateaumorand, et les a placés sous le patronage direct du gouvernement, par son arrêté en date du 28 juillet 1845.

Sources thermales de Sail-lès-Chateaumorand.

Les sources de Sail-lès-Chateaumorand sont au nombre de cinq, très-fortes et très-abondantes, toutes thermales.

1° La source du bain des Romains, où l'on a trouvé, en la réparant, des médailles aux effigies des empereurs Vespasien et Caracalla. La température de cette source est de 54 degrés centigrades ; elle jaillit à cinq mètres au-dessus du sol, et fournit cent litres d'eau à la minute.

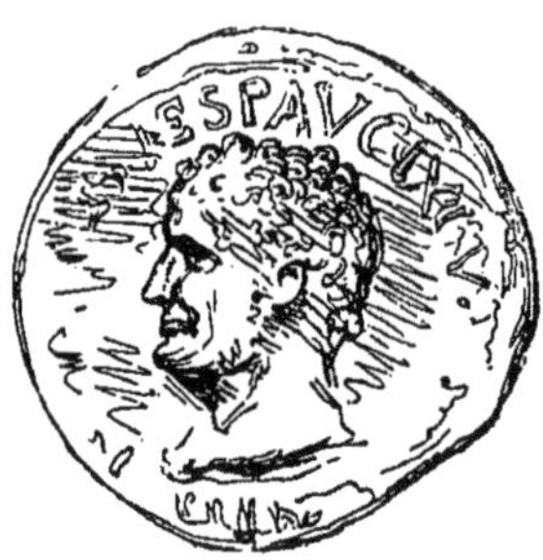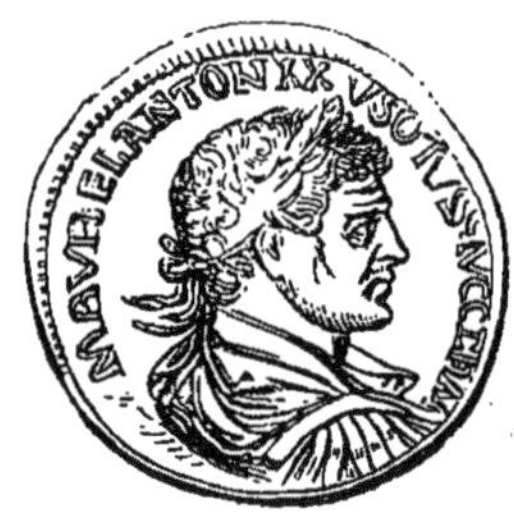

2° La source d'Urfé, d'une température égale à la précédente, de laquelle il se dégage, à des intervalles éloignés, des bulles de gaz acide carbonique, et répandant sur ses bords un limon verdâtre assez abondant.

3° La source du Saule, répandant une légère odeur d'hydrogène sulfuré, et produisant un limon d'un blanc légèrement jaunâtre, épais, onctueux. Sa température est la même que celle des sources précédentes.

Les eaux de ces trois sources appartiennent à la première classe des eaux minérales, eaux salines, d'après la classification de M. Soubeiran, qui est généralement adoptée.

Ces eaux sont très-limpides et agréables à boire.

4° La source sulfureuse jaillissant à un mètre au-dessus du sol.

Son eau est claire, limpide, exhale une odeur d'œufs couvis; sa saveur est douceâtre, fade, nauséabonde, oléagineuse; la surface se recouvre d'une pellicule qui lui donne un aspect onctueux; elle précipite une boue blanchâtre, abondante et onctueuse; sa température est de 52 degrés centigrades. Elle appartient à la quatrième classe, eaux sulfurées.

5° La source ferrugineuse, plus faible que les précédentes, d'une température de 2 degrés centigrades. Son eau est très-limpide et très-agréable à boire, malgré sa saveur légèrement styptique et astringente.

Elle appartient à la troisième classe, eaux ferrugineuses.

Propriétés médicales des eaux salines de Sail-lès-Chateaumorand.

Ces eaux conviennent aux sujets flegmatiques, à fibre molle, dans tous les cas où l'ordre des sécrétions est dérangé ou perverti, sans qu'il y ait pléthore sanguine. Elles portent une douce stimulation sur la membrane muqueuse de l'estomac, déterminent une sécrétion plus abondante du suc gastrique, modifient la nature de ce liquide, et en corrigent les qualités vicieuses ; en même temps, elles impriment une plus grande activité à l'estomac, en relèvent peu à peu le ton, et remédient à plusieurs vices de la digestion déterminés par l'atonie de cet organe. Dans les intestins, elles augmentent aussi la sécrétion des follicules muqueux, et produisent un effet laxatif assez marqué, si elles sont prises à une assez forte dose; l'influence minérale ne tarde pas à s'étendre aux autres organes du bas-ventre : la sécrétion des reins, du foie, du pancréas, commence à se faire avec plus d'activité; les liquides sécrétés, en même temps qu'ils deviennent plus abondants, sont moins âcres et moins irritants, car ils sont moins saturés. Les reins se ressentent les premiers de l'action des eaux; la quantité des urines se trouve considérablement augmentée, et cet effet diurétique est plus constant que l'effet laxatif. D'un autre côté, le système lymphatique témoigne son surcroît d'action par un travail de résorption plus énergique. Ce changement dans les sécrétions, d'une part, et la grande activité des vaisseaux absorbants, de l'autre, déterminent un effet résolutif très-marqué, en vertu duquel les engorgements chroniques qui ont leur siége dans les organes du bas-ventre, ou dans le système lymphatique, tels que les affections scrofuleuses, diminuent ou disparaissent, pourvu qu'ils soient encore susceptibles de résolution.

D'après leur mode d'action, ces eaux salines sont utiles dans les affections de l'estomac qui dépendent d'une sécrétion trop abondante de bile ou de mucosité, dans les engorgements des viscères abdominaux, la jaunisse, les calculs biliaires, les fièvres quartes opiniâtres, les coliques néphrétiques, le catarrhe vésical, la suppression des règles, la leucorrhée, la stérilité, et dans les maladies nerveuses qui semblent dépendre de la lenteur et de l'atonie des fonctions digestives.

Elles réussissent dans les paralysies, même dans celles qui sont la suite de l'apoplexie, alors qu'il n'y a plus de congestion active vers la tête.

Elles sont employées avec succès dans diverses maladies de la peau, telles que les éruptions sèches, accompagnées de démangeaisons, le lichen, les diverses variétés du prurigo, dans certains eczéma chroniques. Elles sont salutaires et souveraines dans les contractures des muscles, les maladies des os et des articulations, et dans les affections goutteuses et rhumatismales chroniques. Quant à cette dernière maladie, il n'est pas inutile de signaler une remarque importante ; c'est que les bains chauds d'eau commune ne conviennent pas pour la guérison du rhumatisme, parce que ces bains, en diminuant singulièrement l'énergie de la peau, la rendent très-impressionnable au froid, à l'humidité de l'atmosphère ; tandis que les bains minéraux, les salines particulièrement, stimulent le système cutané, et, en augmentant sa vitalité, le rendent apte à réagir contre les influences atmosphériques.

Propriétés médicales des eaux sulfureuses de Sail-lès-Chateaumorand.

Ces eaux sont spécialement employées pour les maladies de la peau , la couperose, les éphélides ou taches hépatiques, dans la disposition aux érysipèles, aux furoncles, dans les affections herpétiques et psoriques anciennes, dans l'eczéma et l'impetigo chroniques, dans le psoriasis, la *lepra vulgaris*, le *pityriasis versicolor* et dans le prurigo. Elles sont très-efficaces dans les maladies vénériennes chroniques ; elles réparent parfaitement les ravages du mercure administré sans ménagements. Certaines affections chroniques de poitrine sont avantageusement combattues par ces eaux sulfureuses : telles sont le catarrhe pulmonaire, la pneumonie, la pleurésie, l'asthme et la phthisie ; mais dans ces cas leur efficacité ne se fait sentir qu'autant qu'il y a absence d'irritation vive, de fièvre hectique, et surtout lorsque ces différentes affections résultent de la rétrocession des principes rhumatismal, goutteux, dartreux ou psorique. Les affections scrofuleuses, le rachitisme, les engorgements glanduleux, sont avantageusement modifiés par ces eaux sulfureuses.

Propriétés médicales des eaux ferrugineuses de Sail-lès-Chateaumorand.

C'est principalement dans les maladies qui paraissent surtout résulter d'une diminution dans la quantité du fer normal du sang, que ces eaux manifestent leur efficacité. Elles augmentent l'appétit, facilitent la digestion, déterminent la constipation, impriment à tout l'organisme un caractère de force et de bien-être, qui se traduit à l'extérieur par un teint plus clair, plus animé, et par un accroissement de gaieté, d'agilité et de force. Elles sont salutaires et efficaces dans les maladies par relâchement ; les flux muqueux ou sanguins par défaut de ton des vaisseaux, la faiblesse générale qui succède aux hémorragies, à l'abus des émissions sanguines dans les longues convalescences.

MANIÈRE D'EMPLOYER LES EAUX DE SAIL-LÈS-CHATEAUMORAND.

Les eaux de Sail-lès-Chateaumorand sont administrées en boisson, bains, douches, étuves, et en bains de piscine. Les baigneurs pourront se livrer facilement aux exercices de la natation dans la piscine, qui est très-vaste.

Les bains minéraux de natation sont des remèdes aussi agréables que salutaires, pour les engorgements glanduleux, les affections scrofuleuses et lymphatiques, l'atrophie des membres, la déviation de la taille chez les jeunes personnes, le rachitisme, une menstruation trop tardive, la lenteur de toute l'organisation aux approches de la puberté, etc. Les paralytiques eux-mêmes peuvent retirer les plus heureux fruits des bains de natation, au moyen d'un appareil flotteur destiné à leur permettre des mouvements de locomotion.

Les précieuses cures obtenues par l'emploi des eaux minérales de Sail-lès-Chateaumorand, dans diverses maladies des chevaux et des bestiaux, ont décidé également l'administration à établir un appareil spécial de douches, pour le traitement des animaux malades.

OBSERVATIONS REMARQUABLES

EXTRAITES DU RAPPORT FAIT OFFICIELLEMENT A L'ACADÉMIE ROYALE DE MÉDECINE, AU MOIS DE MARS 1847.

Les prévisions sur les espérances que nous avions d'obtenir les plus heureux résultats des sources précieuses et bienfaisantes de Sail-lès-Chateaumorand ont été pleinement justifiées par les nombreux succès que nous avons obtenus pendant la saison de 1846.

Nous avons cité, l'année dernière, quelques cures très-remarquables et très-intéressantes que ces eaux avaient opérées en 1845, bien qu'elles n'aient pu être administrées convenablement, les travaux de restauration et de construction n'étant pas encore terminés.

Nous citons, cette année, un assez grand nombre d'observations que nous avons choisies parmi les cinq cents malades qui sont venus aux eaux pendant la saison de 1846, observations qui toutes offrent le plus grand intérêt.

Première observation, du 6 juin 1846.

M. P..., demeurant à la Palisse (Allier), âgé de trente-cinq ans, d'un tempérament bilioso-sanguin, d'une taille moyenne, d'une assez bonne constitution, était atteint, depuis un an, d'une gastro-entérite chronique avec engorgement du foie. M. P... était, depuis deux ans, affecté d'un *herpes præputialis*, qui lui causait des démangeaisons parfois insupportables. Cet *herpes præputialis* avait paru à la suite d'une affection syphilitique. M. P... ressentait assez souvent, depuis deux ans, des douleurs assez vives dans l'articulation coxo-fémorale droite.

Nous avons conseillé à M. P... les eaux de la fontaine d'Urfé, pour boisson ; les eaux de la source du bain des Romains, pour bains et douches. M. P... a bu trois verres le matin à jeun pendant trois jours, puis cinq verres le matin pendant deux jours, puis sept verres pendant cinq jours, puis enfin, dix verres pendant dix jours, cinq le matin et cinq dans la soirée, depuis trois heures du soir jusqu'à cinq heures.

M. P... a pris quinze bains de la source des Romains. M. P..., arrivé à la fin de sa saison, qui a été de vingt jours, a recouvré l'appétit, qu'il avait perdu depuis un an ; son teint, qui était jaunâtre et livide, s'est éclairci et est devenu bon ; des nausées pénibles et fatigantes, qui avaient la saveur de la bile, suivant le malade, se sont entièrement passées ; les garde-robes, qui étaient rares, difficiles et irrégulières, se sont faites aisément ; les chaleurs gastro-intestinales dont

— 11 —

M. P... était tourmenté ont entièrement disparu ; les urines, qui étaient rares, sédimenteuses, briquetées, sont devenues abondantes, assez fréquentes, normales, et ont pris une teinte naturelle. L'*herpes præputialis* a complétement disparu ; les douleurs de l'articulation coxo-fémorale ont disparu également sous l'influence de quelques douches de la source du bain des Romains.

Deuxième observation, du 10 juin 1846.

Le nommé Moulevoix (Claude), âgé de quarante-trois ans, habitant la commune de Sail, est venu aux eaux, porteur d'un certificat d'indigence de M. le maire de cette commune.

Ce malade nous a dit qu'il souffrait, depuis dix-huit mois, d'une douleur qui occupait le bas de la colonne vertébrale, l'articulation coxo-fémorale gauche, et la partie postérieure de la cuisse gauche. Cette affection, nous a-t-il dit, est venue lentement ; il a éprouvé au début un peu de difficulté à marcher ; la douleur n'a pas augmenté beaucoup, mais le membre inférieur gauche a perdu un peu de sa sensibilité, et presque le mouvement. Cet homme marchait avec l'aide d'une béquille ; son facies était ictérique, les conjonctives étaient jaunes, l'amaigrissement était très-prononcé, la soif était fréquente, la langue était couverte d'un enduit jaunâtre, muqueux très-épais ; l'appétit était nul ; la constipation était très-opiniâtre, les selles n'avaient lieu que tous les trois ou quatre jours. Il existait une douleur continue dans la région du foie ; il y avait un développement sensible de cet organe qui faisait saillie au-dessous des fausses côtes, et remontait très-haut.

Notre diagnostic a été le suivant :

Miélite chronique, et hépatite chronique.

En effet, tout annonçait une affection de la moelle épinière, et une maladie du foie.

Ce malade a commencé à boire de l'eau de la source des Romains, quatre verres par jour, depuis le 11 jusqu'au 16 juin ; ensuite il a porté progressivement la dose jusqu'à dix verres par jour, cinq le matin, cinq le soir, jusqu'à la fin de sa saison, qui a été de vingt-cinq jours ; il a pris des bains et des douches de la source des Romains, tous les jours, et il est parti parfaitement rétabli.

Troisième observation, du 10 juin 1846.

Le nommé Bazon (Blaise), porteur d'un certificat d'indigence de M. le maire de la commune de Sail, où il est domicilié, âgé de dix-neuf ans, de petite taille, d'un tempérament lymphatique, blond, très-maigre, au teint blême, le regard triste et abattu, l'abdomen développé et volumineux, la rate et le foie paraissant hypertrophiés, portait, au-dessous de la clavicule gauche, un ulcère fistuleux, deux ulcères sanieux situés à la partie interne et inférieure des jambes. Ce malade a bu les eaux de la source des Romains ; il a pris des grands bains, et des bains de jambes de la source sulfureuse, pendant un mois : après quoi il a été tout à fait guéri.

Quatrième observation, du 11 juin 1846.

Le jeune G. C..., de la commune de Creuzet (Loire), âgé de onze ans, d'un tempérament lymphatique, maigre, au teint pâle, manquant d'appétit, digérant difficilement, dormant peu, tourmenté continuellement par un malaise général, était atteint, depuis deux ans, d'un eczéma situé à la partie postérieure de la jambe gauche. La peau de cette partie était surmontée, de distance en distance, d'une éruption de vésicules très-petites, rapprochées et agglomérées, accompagnées d'une rougeur superficielle de la peau, avec excoriation et exhalation d'une matière séreuse se concrétant en squammes. Ce petit malade a bu deux verres d'eau de la source du Saule, le matin et le soir, pendant huit jours ; ensuite, il a augmenté la dose jusqu'à six verres par jour, trois le matin, et trois le soir ; il a bu de cette même eau à ses repas ; il a pris vingt bains, et quinze bains de jambes de la source sulfureuse.

Après cette saison, qui a été bien remplie, ce petit malade a quitté l'établissement dans un état de santé très-satisfaisant. L'eczéma avait disparu, la peau de la partie postérieure de la jambe gauche était saine. Cet enfant avait pris de l'embonpoint, toutes ses fonc-

tions se faisaient bien. Nous avons eu occasion de revoir le jeune
G. C..., quelques mois après sa sortie de Sail, il continuait à se bien
porter.

Cinquième observation, du 11 juin 1846.

La nommée C... (Marie), de Saint-Pierre-Laval (Allier), âgée de
trente ans, d'une constitution assez faible, de petite taille, mère de
cinq enfants, était atteinte, depuis quatre ans, d'une dartre rongeante ou lupus, qui occupait la lèvre supérieure et qui avait envah
les ailes du nez, depuis quelques mois. Il y avait, au-dessus de la
commissure des lèvres, des tubercules larges et aplatis, d'un rouge
obscur, quelques-uns étaient recouverts d'ulcérations croûteuses
rongeantes ; le milieu de la lèvre supérieure était presque détruit
par des ulcérations profondes et irrégulières; les ailes du nez étaient
légèrement ulcérées. Les ulcérations se recouvraient de croûtes
brunâtres, presque aussitôt après qu'elles avaient été détachées,
soit par des lotions, soit par une multitude de topiques dont faisait usage habituellement cette femme : tels que la pâte arsenicale
ordinaire, le nitrate acide de mercure, le nitrate d'argent fondu, le
sublimé corrosif. Rien ne faisait soupçonner, chez cette personne,
l'existence du vice scrofuleux ; elle était donc atteinte d'une dartre
rongeante idiopathique.

Cette malade a commencé à prendre les eaux le 11 juin. Elle a
fait deux saisons de vingt jours, entre lesquelles elle s'est re-
posée quinze jours.

Pendant ces deux saisons, la nommée C... (Marie) a bu de l'eau
de la source sulfureuse, jusqu'à dix verres par jour, cinq le matin,
cinq le soir ; elle a bu de l'eau de la source du Saule à ses repas,
mélangée avec du vin ; elle a pris vingt-cinq bains de la source
sulfureuse; elle s'est faite des lotions tous les jours, matin et soir,
avec l'eau de la même source.

Ce traitement a produit une guérison complète qui s'est sou-
tenue.

Sixième observation, du 12 juin 1846.

Le nommé Barnichon (Claude), âgé de trente ans, ouvrier maçon, domicilié à la Palisse, avait reçu nos soins à l'hospice de la Palisse, pendant trois mois, en 1845 et 1846, pour une maladie de la peau qui s'est montrée rebelle à tous les traitements que nous avons faits et qui sont employés en pareils cas.

Lorsque cet homme est entré à l'hôpital, ses membres étaient enfermés dans des squammes brunâtres, épaisses et continues, qui leur formaient une sorte d'étui ; les ongles eux-mêmes étaient altérés ; la peau de presque tout le corps, du visage même, ainsi que du cuir chevelu, était couverte de plaques plus ou moins étendues, épaisses, brunâtres, de forme irrégulière, croûteuses, fendillées, se détachant en écailles humides, et répandant une odeur infecte. Les organes internes étaient grandement affectés. Les quelques parties de la surface cutanée qui n'étaient pas couvertes de plaques, ou de squammules, étaient d'un jaune foncé; les conjonctives étaient jaunes; les ailes du nez, le pourtour des lèvres, étaient d'un jaune verdâtre ; la langue était recouverte d'un enduit muqueux, épais, jaunâtre; la soif était vive, l'appétit était presque nul; les digestions étaient pénibles ; les selles étaient rares, les urines étaient foncées, sédimenteuses ; le foie paraissait être assez altéré, sans cependant avoir augmenté beaucoup de volume. Ce malade était entièrement privé de sommeil, tant il éprouvait de souffrances.

La maladie grave et hideuse dont ce malheureux était atteint doit recevoir le nom de *psoriasis inveterata*, ou *lepra*, lèpre.

Ce malade est venu aux eaux dans l'état que nous venons de décrire. Nous lui avons fait boire de l'eau de la fontaine sulfureuse, cinq verres par jour, trois le matin et deux le soir, pendant cinq jours.

De cinq jours en cinq jours, nous avons porté la dose jusqu'à quarante verres, c'est-à-dire que ce malade buvait presque continuellement depuis quatre heures du matin jusqu'à neuf heures du soir ; à ses repas, il ne buvait pas d'autre boisson. Il a pris deux bains par jour, de la même source, de deux heures de durée chaque baiñ; il a été saigné au bout d'un mois. Ce malade éprouvait alors de violents maux de tête. A cette époque, il y avait déjà une amélioration notable, tant du côté des organes internes que du côté de l'enveloppe cutanée. Nous l'avons laissé se reposer pendant huit jours; ensuite il a continué le même régime jusqu'au 25 août, époque à laquelle il n'existait plus rien de cette affreuse maladie. Nous avons occasion de voir cet homme assez souvent : il travaille journellement; il n'est survenu aucune récidive; il jouit d'une bonne santé.

Septième observation, du 12 juin 1846.

Madame J. J..., de Roanne (Loire), âgée de quarante ans, mère de quatre enfants qu'elle avait tous nourris, excepté le quatrième, qu'elle avait eu à l'âge de trente-cinq ans ; d'un tempérament lymphatico-sanguin, d'une taille ordinaire, un peu grêle, un peu maigre, était tourmentée, depuis sa dernière couche, par des douleurs vagues qui lui causaient des angoisses, des inquiétudes continuelles. Cette dame avait des frayeurs fréquentes, des sueurs abondantes, des envies de vomir avant et après ses repas, une soif assez vive, peu d'appétit ; la langue était habituellement couverte d'un enduit muqueux épais. Cette malade était réglée périodiquement, mais ses règles étaient suivies d'un écoulement blanc, qu'elle disait être du lait. Cet écoulement durait de huit à quinze jours.

Nous avons conseillé à cette dame l'usage des eaux de la fontaine d'Urfé : elle en a bu pendant vingt jours, deux verres le matin, deux verres dans la soirée, pendant huit jours ; ensuite, huit verres par jour, quatre le matin et quatre le soir ; elle en buvait un demi-litre à ses repas, mélangée avec du vin.

Cette saison de vingt jours a suffi pour ramener l'entier rétablissement de madame J..., qui aurait pu quitter les eaux plus tôt, car, après quinze jours, elle se trouvait parfaitement bien. Cette dame a pris douze bains de la source des Romains, et cinq bains de vapeur.

Cette intéressante observation nous fournit l'occasion de dire que les vaches d'une métairie voisine de l'établissement perdaient leur lait et engraissaient beaucoup en buvant des eaux de la fontaine d'Urfé, qu'elles recherchaient avec avidité. Ce qui avait fait croire, pendant longtemps aux colons superstitieux, que le lait de leurs vaches était attiré.

Nous en avons tiré l'induction que ces eaux étaient souveraines dans les affections laiteuses.

Huitième observation, du 12 juin 1846.

Le sieur G. C..., de Sail (Loire), âgé de dix-huit ans, était affecté de douleurs rhumatismales, depuis un an et demi, qui occupaient le côté gauche du corps, et se fixaient tantôt dans les membres inférieurs, tantôt dans les membres supérieurs, et tantôt dans les muscles de la poitrine et des lombes.

Ce jeune homme avait peu d'appétit, et était souvent altéré ; ses fèces étaient dures et rares, ses urines étaient fortement colorées; la langue était couverte d'un enduit muqueux, les bords étaient un peu rouges.

Nous avons fait boire à ce malade l'eau de la fontaine d'Urfé, cinq verres par jour, pendant dix jours, trois le matin et deux le soir; puis dix verres par jour, cinq le matin et cinq le soir, pendant le reste du temps qu'il est resté aux eaux; il a pris tous les jours un bain de la source des bains des Romains, et il est parti, après une saison de vingt-deux jours, parfaitement rétabli.

Neuvième observation, du 15 juin 1846.

Mademoiselle C... (Marie), de Cusset (Allier), âgée de quarante-cinq ans, de grande taille, d'un tempérament lymphatico-sanguin, un peu maigre, n'étant plus réglée depuis quatre mois, était affectée d'un ulcère chronique variqueux, situé à la partie inférieure et interne de la jambe gauche.

Cette malade avait eu, il y a six ans, un érysipèle à la jambe gauche, qui s'est terminé par suppuration, et qui s'est continué par un ulcère qui, pendant longtemps, a fourni un pus sanieux. Cet ulcère avait fait des progrès rapides en profondeur et en étendue.

Des varices qui sillonnaient la jambe ont été atteintes par l'ulcération, se sont ouvertes, et ont fourni pendant longtemps beaucoup
de sang, jusqu'à ce que des bourgeons charnus soient venus obli-
térer ces veines qu isont restées longtemps béantes.

A l'époque à laquelle cette malade s'est soumise à notre observation, l'ulcère répandait une odeur fétide; la suppuration, de
couleur roussâtre, était abondante; les bords étaient durs, élevés et
calleux.

Mademoiselle C... a bu les eaux de la souree du Saule pendant
deux mois; elle a pris des bains entiers pendant un mois et demi;
elle a pris des bains de jambes pendant deux mois; l'ulcère a été
pansé avec de la charpie mouillée avec l'eau du Saule. Sous l'influence de cette médication, l'ulcère s'est modifié, s'est amélioré, à
un tel point, que, lorsque la malade est partie, il n'offrait plus
qu'une surface de trois centimètres à la partie interne de la jambe,
occupant antérieurement toute la partie inférieure de la jambe.

L'état général de la malade était devenu aussi très-satisfaisant.

Dixième observation, du 15 juin 1846.

La nommée Géranton Mathice, de la commune d'Arfeuilles
(Allier), âgée de vingt-deux ans, d'une constitution un peu scrofuleuse, est venue à Sail-lès-Chateaumorand, munie d'un certificat
d'indigence de M. le maire de la commune d'Arfeuilles. Cette fille
souffrait, depuis deux ans, d'une ophthalmie avec ulcérations des
cornées transparentes. L'ouverture des fosses nasales était garnie
de croûtes brunâtres et sanieuses; toutes les articulations des
membres étaient douloureuses; il y avait du gonflement et de la
tuméfaction autour des poignets, des coudes, des pieds et des
genoux; cette malade éprouvait, de plus, une douleur assez aiguë
dans toute la longueur de la colonne vertébrale.

Nous lui avons conseillé l'usage des eaux de la source du bain
des Romains, en boissons et en bains, et l'usage des eaux de la
source du Saule en bains d'yeux. Cette malade a fait deux saisons
de vingt jours ; elle a mis une interruption de dix jours, ses règles

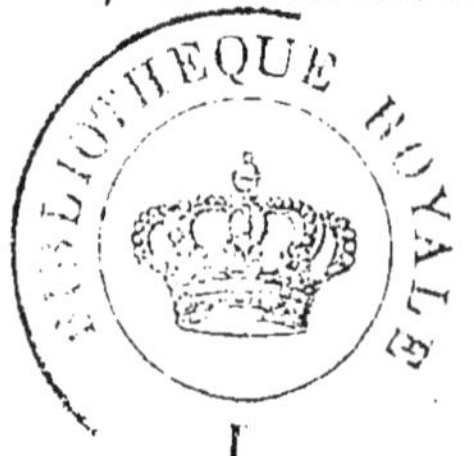

étant venues le vingtième jour. A la fin de la dernière saison, les yeux de cette jeune fille n'offraient plus aucune trace de l'ophthalmie ; les ulcérations n'existaient plus ; les douleurs des articulations et de la colonne vertébrale, le gonflement et la tuméfaction des articulations radio-carpiennes, huméro-cubitales, tibio-tarsiennes, fémoro-tibiales, avaient entièrement disparu. Cette jeune personne est retournée dans son pays, bien portante.

Onzième observation, du 15 juin 1846.

Mademoiselle A. C..., de Saint-Gérand-le-Puy (Allier), âgée de dix-neuf ans, d'un tempérament bilioso-sanguin, d'une taille moyenne, était atteinte, depuis trois ans, d'un herpès qui avait son siége sur la face dorsale des mains et des avant-bras. La peau était un peu rouge, tuméfiée, douloureuse au toucher, couverte d'une foule de petites vésicules, la plupart miliaires, d'autres du volume d'une grosse tête d'épingle; ces vésicules, supportées par une base enflammée, la plupart distinctes, quelques-unes réunies et groupées ensemble, fournissaient, quand elles se rompaient, une exhalation abondante, se concrétant en petites squammes molles et humides. Un prurit violent, une cuisson vive, accompagnaient cette éruption, produisaient l'insomnie, et causaient à la malade de vives souffrances. Sa santé était très-altérée : son teint était jaune verdâtre, elle n'avait point d'appétit, elle éprouvait des chaleurs brûlantes dans les entrailles ; cette jeune personne était mal réglée, et éprouvait des battements de cœur qui lui produisaient des vapeurs hystériformes assez fréquentes.

Nous lui avons administré les eaux en boisson, en bains et en étuves; elle a bu pendant vingt et un jours des eaux de la source du Saule, elle a pris quinze bains de la source sulfureuse, elle s'est fait des lotions, deux fois par jour, avec l'eau du Saule ; elle a été soumise à la vapeur de l'eau sulfureuse, cinq fois. Pendant cette saison, le mieux s'est manifesté rapidement, son appétit est revenu, les chaleurs intestinales se sont dissipées ; la maladie cutanée a disparu au bout de quinze jours, et, après vingt et un jours, celte jeune personne jouissait d'une santé surprenante, dont la durée ne s'est point démentie.

Douzième observation, du 15 juin 1846.

La nommée Colon (Marie), de la commune de Sail, âgée de vingt-deux ans, d'une taille moyenne, d'un tempérament bilioso-sanguin, au teint jaune paille, mal réglée, était atteinte, depuis deux ans, d'une dartre furfuracée, ou *pityriasis versicolor*, qui occupait toute l'enveloppe cutanée. Il y avait sur la région antérieure de la poitrine, autour du cou, sur les épaules, sur les extrémités supérieures, sur le ventre, des taches de forme et d'étendue variables, assez généralement arrondies, de la largeur d'une lentille à une pièce de 5 francs, et plus encore, plus ou moins rapprochées, confluentes dans quelques parties, séparées dans d'autres parties par des intervalles où la peau avait conservé sa blancheur naturelle. La couleur de ces taches était d'un jaune pouvant se comparer à celui de la rhubarbe ; il existait du prurit et une desquamation furfuracée. Il existait, chez cette malade, une hypertrophie de la rate qui datait de trois ans, survenue pendant une fièvre intermittente qu'elle avait gardée plusieurs mois. Cette malade, qui était munie d'un certificat d'indigence de M. le maire de Sail, a bu gratis les eaux de la source du Saule, a pris des bains de la source sulfureuse pendant un mois, qui a suffi pour faire disparaître l'affection cutanée et l'hypertrophie de la rate. Toutes les fonctions de cette jeune fille se sont bien rétablies.

Treizième observation, du 18 juin 1846.

Le sieur D. F..., de la Pacaudière (Loire), âgé de vingt-huit ans, profession de voiturier, avait, depuis quelques mois, des nausées fréquentes après avoir mangé, une soif continuelle ; ses digestions étaient lentes et pénibles ; le matin, il avait la bouche pâteuse, amère, la langue était recouverte d'un enduit jaunâtre; il vomissait quelquefois le matin, à jeun, des matières bilieuses ; il avait peu d'appétit, le ventre se météorisait un peu après les repas, le vin lui produisait des aigreurs.

Nous lui avons conseillé les eaux de la fontaine d'Urfé, dont il a bu, pendant quinze jours, huit verres par jour, quatre le matin, quatre dans la soirée, et à ses repas mélangées avec du vin; il a pris douze bains de la source des Romains. Cet embarras gastrique a entièrement disparu, l'estomac a repris ses fonctions.

Quatorzième observation, du 18 juin 1846.

M. J. M..., de Chenay (Saône-et-Loire), âgé de dix-neuf ans, était affecté d'un rhumatisme chronique depuis cinq ans, qui occupait les articulations fémoro-tibiales et tibio-tarsiennes. Ce malade a pris les eaux de Bourbon-Lancy, en 1845. Après avoir fait usage de ces eaux, il lui est survenu une multitude de pustules d'ecthyma à la jambe gauche; plusieurs petits abcès qui se sont terminés par de petits ulcères circonscrits, profonds, à bords arrondis, au fond grisâtre, qui paraissaient suspects, produisant une suppuration fétide. Ce jeune homme n'avait eu aucune affection syphilitique. Il y avait un gonflement prodigieux du tibia, toute la peau de cette jambe était rouge lie de vin. Ce malade ne pouvait marcher qu'avec une béquille. Ses yeux étaient chassieux, les bords de ses paupières étaient tuméfiés, son teint était livide, toutes ses fonctions se faisaient assez bien, seulement il mangeait peu. Sa constitution était éminemment scrofuleuse. Nous avons administré les eaux de Sail à ce malade, en boisson, en bains et en douches.

Nous lui avons conseillé une bonne nourriture, du vin généreux bu avec l'eau de la source des Romains.

M. M..., a bu de l'eau de la source des Romains, six verres par jour, trois le matin et trois le soir, pendant six jours; puis dix verres, cinq le matin et cinq dans la soirée; il a pris trente bains entiers et quinze douches du bain des Romains; il s'est pansé ses ulcères avec l'eau de la même source, et, après une saison de trente-trois jours, il est parti entièrement guéri.

Quinzième observation, du 19 juin 1846.

M. P. S..., âgé de cinquante-cinq ans, ancien militaire, demeurant à Saint-Martin-Destréaux (Loire), souffrait, depuis la fin des guerres de l'empire, de douleurs rhumatismales qui occupaient les épaules, les bras, les avant-bras et les mains: les poignets étaient continuellement tuméfiés et douloureux, les doigts pouvaient à peine exécuter des mouvements de flexion et d'extension, tant il y avait de gonflement et de douleur dans les articulations des phalanges. La santé de cet ancien militaire était d'ailleurs assez bonne; une forte constitution le mettait au-dessus des souffrances qu'il avait gagnées dans les batailles. Ce malade a bu des eaux de la source des Romains, quinze verres par jour, après avoir commencé par deux verres les premiers jours, et en augmentant la dose progressivement pendant huit jours. Il a pris des bains entiers et des douches de la source du bain des Romains, pendant un mois, et il a obtenu une grande amélioration dans son état. Nous espérons modifier encore beaucoup cet état, la saison prochaine, si toutefois cette affection ne guérit pas radicalement.

Seizième observation, du 22 juin 1846.

M. de M..., de Paris, âgé de quarante-quatre ans, d'un tempérament lymphatico-sanguin, d'une taille moyenne, d'une santé habituellement chancelante, avait, depuis quatre ans, le pourtour du cou garni de croûtes jaunâtres, irrégulières, espacées, distantes les unes des autres par des intervalles occupés par une agglomération de petites vésicules accompagnées de rougeur et de tuméfaction de la peau, avec un sentiment de prurit et de cuisson. Lorsque les croûtes tombaient, elles étaient bientôt remplacées par de nouvelles éruptions vésiculeuses.

M. de M..., était allé, pendant deux ans, prendre les eaux des Pyrénées, qui ont le plus de réputation pour les affections cutanées; il n'en avait éprouvé aucun soulagement.

M. de M..., a passé un mois à Sail-lès-Chateaumorand.

Les eaux de la source du Saule prises en boisson, et celles de la source sulfureuse prises en bains, ont amené une parfaite guérison.

Dix-septième observation, du 25 juin 1846.

Madame T..., de la Pacaudière, (Loire), âgée de quarante-quatre ans, d'une assez forte constitution, était tourmentée, depuis trois ans, par une affection prurigineuse située dans plusieurs régions de la surface du corps; de petites papules, c'est-à-dire, de petits boutons, de petites élevures sèches, pleines et solides, avec peu de changement de couleur à la peau, faisaient saillie à la surface du corps, se montraient sur les épaules, sur les faces dorsales et externes des membres supérieurs et inférieurs, accompagnées d'un prurit intolérable, s'exaspérant surtout le soir et la nuit, forçant la malade à se déchirer avec les ongles, de manière à se mettre tout en sang. Alors les papules présentaient une petite concrétion sanguine noirâtre à leur sommet. Cette personne avait fait différents traitements, qui n'avaient été suivis d'aucun succès ; non-seulement pour se guérir de son affection cutanée, mais aussi pour rétablir une santé perdue.

Nous lui avons fait boire les eaux du Saule pendant vingt et un jours; nous lui avons fait prendre des bains pendant vingt et un jours : toutes les fonctions organiques de cette dame se sont rétablies, et avec elles est arrivée la guérison de son affection cutanée.

Dix-huitième observation, du 29 juin 1846.

M. V..., de la Pacaudière (Loire), âgé de trente ans, d'une assez forte constitution, profession de cordonnier, avait eu la gale, cinq ans auparavant, dont il n'avait pas bien guéri. Lorsqu'il s'est présenté à notre observation, nous avons remarqué qu'il existait chez ce malade deux maladies de la peau bien distinctes, une affection papuleuse et une affection vésiculeuse. Il était facile de voir, sur presque toute l'étendue des téguments, de petites papules prurigineuses, avec peu de changement de couleur à la peau, entremêlées de petites vésicules légèrement élevées au-dessus du niveau de la peau, transparentes à leur sommet, et contenant un liquide séreux et visqueux, mais plus abondantes dans l'intervalle des doigts et dans le pli des articulations des membres, où il existait des croûtes brunâtres et humides. Ce malade était en proie à des démangeaisons et à des cuissons intolérables, surtout pendant la nuit.

Cette maladie cutanée était donc le prurigo et la gale. Nous lui avons fait prendre les eaux de la source sulfureuse, en boisson et en bains, depuis le 29 juin jusqu'au 22 juillet, époque à laquelle ce malade s'est trouvé entièrement débarrassé de cette sale et gênante affection.

Dix-neuvième observation, du 2 juillet 1846.

Mademoiselle C. L..., de la Pacaudière (Loire), âgée de dix-neuf ans, était atteinte, depuis trois ans, de chlorose, avec aménorrhée, qui avait résisté à différentes médications. Sa peau ressemblait à de la cire vierge ; elle était d'un blanc jaunâtre et comme transparente ; les paupières, le pourtour des lèvres, les ailes du nez, la partie supérieure du cou, présentaient une teinte pâle et blafarde, plus prononcée que dans les autres régions ; la pâleur était surtout très-marquée sur la muqueuse des lèvres, l'orifice des narines et les paupières. Les yeux étaient cernés, la conjonctive était d'un blanc bleuâtre qui donnait aux yeux une expression remarquable de langueur. La malade était indolente ; l'exercice lui était pénible ; il lui survenait de temps en temps des syncopes, des palpitations fortes et souvent répétées, dans diverses parties du corps ; il y avait irrégularité, confusion dans les battements du cœur, qui s'entendaient dans une grande étendue de la poitrine ; la respiration était gênée, interrompue par des soupirs ; l'appétit était dépravé, les digestions se faisaient mal ; son caractère avait éprouvé des modifications remarquables : il y avait irritabilité, recherche de la solitude et même dégoût de la vie.

Cette demoiselle a fait usage des eaux de la source ferrugineuse, en boisson et en bains, pendant un mois et demi. Elle a pris un bain tous les jours ; elle a commencé par boire deux verres par jour, en augmentant tous les jours, jusqu'à dix verres, cinq le matin et cinq le soir. Cette malade prenait une nourriture tout à fait animalisée, avec du vin de bonne qualité, mêlé avec de l'eau de la source ferrugineuse.

Cette malade bien intéressante a vu son état de souffrance se dissiper assez rapidement. Au bout d'un mois, son caractère était redevenu très-égal ; elle avait repris une aimable gaieté qui lui était naturelle ; toutes ses fonctions se sont rétablies ; les règles ont reparu après un mois et demi, époque à laquelle cette jeune personne a cessé de faire usage des eaux. Nous avons eu occasion de revoir cette demoiselle quatre mois plus tard : elle se portait très-bien.

Vingtième observation, du 2 juillet 1846.

Madame M..., de Saint-Martin-Destréaux (Loire), âgée de quarante-cinq ans, n'étant plus réglée depuis l'âge de trente-huit ans, était atteinte d'un eczéma chronique, qui avait son siège derrière les oreilles, sur les avant-bras, sur la poitrine et aux parties génitales externes. Cette dame avait pris les eaux de Saint-Alban (Loire) pendant deux ans ; elle n'en avait éprouvé aucun soulagement. Elle a passé un mois aux eaux de Sail, l'été dernier : son affection dartreuse a tout à fait disparu.

Vingt et unième observation, du 4 juillet 1846.

Madame C..., âgée de cinquante-cinq ans, domiciliée à la Pacaudière (Loire), mère de huit enfants, souffrait, depuis deux ans, d'une affection arthritique qui occupait les articulations fémoro-tibiales ; les genoux étaient gonflés et douloureux. Cette dame marchait avec beaucoup de difficulté et de souffrance ; elle avait une constipation opiniâtre, qu'elle pouvait à peine vaincre par les moyens ordinaires.

Nous avons conseillé à cette dame de faire usage des eaux de la fontaine d'Urfé en boisson : elle a commencé par deux verres, et est arrivée jusqu'à douze, six le matin et six dans la soirée. Elle n'a bu que de ces eaux en mangeant, elle a pris quinze bains et vingt douches. La maladie des articulations ne s'est pas passée entièrement ; mais elle a été beaucoup amendée. Cette dame a quitté l'établissement dans un état de santé assez satisfaisant.

Vingt-deuxième observation, du 6 juillet 1846.

La née Claudine Burdet, femme Méchin, âgée de quarante ans, mère de trois enfants, est venue à Sail, munie d'un certificat d'indigence de M. le maire de la commune de la Palisse (Allier). Cet honorable confrère avait conseillé à cette femme l'usage des eaux de Sail, pour un rhumatisme goutteux dont elle était atteinte depuis dix-neuf ans. Lorsque cette malade s'est présentée à notre observation, elle nous a dit qu'elle avait toujours froid, que des bains d'eau douce, même très-chauds, ne la réchauffaient que momentanément. Les articulations des doigts, des poignets, des coudes, des orteils, des pieds, des genoux, étaient très-gonflées et douloureuses. Cette femme était d'une taille moyenne, d'une assez forte constitution ; elle était un peu amaigrie, pâle, brune, vive ; toutes ses fonctions organiques s'exécutaient assez bien. Nous avons administré à cette malade les eaux de la source des Romains, en boisson, en bains et en douches : nous avons vu disparaître, à notre grand étonnement, dans l'espace de vingt-cinq jours, l'affection bien chronique dont cette malheureuse était la victime depuis si longtemps.

Cette femme a éprouvé une récidive de son affection, dans le mois de janvier dernier, qui a été très-faible. Elle reviendra aux eaux l'été prochain.

Vingt-troisième observation, du 6 juillet 1846.

Le nommé Gilbert (Laurent), âgé de neuf ans, nous a été envoyé par notre estimable confrère, maire de la commune de la Palisse, et membre du conseil général de l'Allier, pour chercher à guérir cet enfant d'une maladie de la peau qu'il portait depuis trois ans. Ce malade était atteint d'un eczéma squammeux, humide, qui occupait les deux jambes. Nous lui avons fait prendre les eaux de la source du Saule en boisson, celles de la source sulfureuse en bains, pendant vingt-cinq jours. Il a guéri de cet eczéma. Nous avons occasion de voir cet enfant journellement : il continue à se bien porter.

Vingt-quatrième observation, du 6 juillet 1846.

La nommée Jeanne Bardet, âgée de trente-huit ans, est venue avec un certificat d'indigence de M. le maire de Saint-Prix (Allier). Cette femme, de petite taille, brune, bien conformée, était malade, depuis six ans, à la suite d'une couche malheureuse. Cette femme se plaignait de douleurs générales ; les articulations des poignets, des coudes, des pieds, des genoux, étaient gonflées, sans qu'elle éprouvât de bien vives douleurs.

Nous avons fait faire usage à cette malade des eaux de la fontaine d'Urfé en boisson ; de celles des Romains en bains et en douches.

Cette femme est partie de l'établissement, après une saison de vingt et un jours, bien rétablie, et se croyant guérie pour toujours. Elle est venue, le 50 janvier dernier, nous dire que sa maladie revenait. En effet, nous avons vu un peu de gonflement autour des articulations qui avaient été prises. Cette personne retournera à Sail l'été prochain. Nous ne doutons pas qu'elle n'y trouve une guérison définitive.

Vingt-cinquième observation, du 7 juillet 1846.

Madame G..., de Saint-Martin-Destréaux (Loire), âgée de quarante-sept ans, n'étant plus réglée depuis cinq ans, avait vu, depuis cette époque, sa santé s'altérer rapidement ; elle était tombée dans un amaigrissement effrayant, sans souffrir beaucoup. Madame G... avait été soumise à diverses médications qui ne lui avaient pas réussi. Nous n'avons reconnu chez cette dame aucune affection organique, lui avons fait faire usage des eaux de la source des Romains, en boisson et en bains, pendant un mois, temps après lequel elle s'est trouvée bien portante.

Vingt-sixième observation, du 7 juillet 1846.

M. V..., de la Pacaudière (Loire), âgé de quarante-huit ans, ancien militaire, d'une grande taille, bien constitué et bien conservé, portait, depuis trois ans, un ulcère situé à la partie inférieure et interne de la jambe droite. Ce monsieur a bu les eaux du Saule pendant vingt-neuf jours; il a pris des bains de jambes avec la même eau, deux fois par jour; il a été pansé avec de la charpie mouillée avec l'eau de la même source; il a pris dix bains entiers. Sous l'influence de cette médication douce et facile, l'ulcère s'est cicatrisé très-rapidement.

Vingt-septième observation, du 7 juillet 1846.

Mademoiselle C..., de la Pacaudière, âgée de dix-neuf ans, avait été réglée à l'âge de treize ans; sa croissance s'était terminée à dix-sept ans, ses règles se sont arrêtées à dix-huit ans; depuis cette époque, mademoiselle C... était devenue chlorotique, et sa santé a été en peu de temps profondément altérée. Nous avons administré à cette jeune personne les eaux du bain des Romains en boisson, en bains et en douches ascendantes, pendant un mois; les règles sont revenues, précédées par une amélioration notable dans la santé de cette demoiselle.

Vingt-huitième observation, du 8 juillet 1846.

M. B... (Joseph), de Neuilly-en-Donjon (Allier), âgé de dix-neuf ans, était atteint, depuis deux ans, d'une fièvre intermittente qui d'abord s'était montrée quotidienne, puis tierce, était revenue quotidienne, et enfin, au bout d'un an, elle était devenue quarte, et avait conservé ce type jusqu'à l'époque à laquelle ce jeune homme est venu aux eaux. Son visage était jaune paille, il était très-maigre; la rate était très-volumineuse. Nous avons fait boire à ce malade les eaux de la fontaine d'Urfé ; il a pris des bains de la source des Romains, et a reçu des douches pendant vingt-cinq jours, qui ont suffi pour détruire cette fièvre opiniâtre, et faire diminuer le volume de la rate des deux tiers. La fièvre n'a plus reparu après le cinquième bain. Nous faisions mettre ce malade dans le bain au moment du frisson. La température du bain était élevée jusqu'à 45 degrés centigrades.

Vingt-neuvième observation; du 8 juillet 1846.

Mademoiselle B..., âgée de deux ans, petite-fille de M. le maire de Sail, était tombée les deux mains dans le feu, auprès duquel elle avait été laissée seule un instant ; il y avait eu brûlure au troisième degré. Appelé sur-le-champ pour donner des soins à cette jeune enfant, nous avons engagé les parents à la porter à la source sulfureuse, et à soumettre les parties brûlées à une irrigation d'une heure de durée, trois fois par jour. Dans l'intervalle des irrigations, les mains étaient enveloppées de linges mouillés avec la même eau. Les escarres sont tombées au bout de cinq jours, les plaies ont été pansées comme ci-dessus ; la petite malade a été parfaitement guérie dans l'espace de dix jours.

Nous avons été amené à indiquer ce traitement par la cure rapide qui a eu lieu chez un chauffeur qui, après avoir eu toute la partie interne de l'avant-bras droit brûlée, s'était de lui-même soumis à des irrigations continues de la source sulfureuse.

Trentième observation, du 9 juillet 1846.

M. M..., de Marcigny (Saône-et-Loire), âgé de quarante-cinq ans, avait eu, dans sa jeunesse et à l'âge de quarante ans, plusieurs maladies vénériennes ; il avait suivi différents traitements , mais la dernière fois, il lui était resté une blennorragie assez bénigne, et une syphilide pustuleuse. Les pustules, répandues sur toute la surface tégumentaire, sauf au visage, étaient nombreuses et rapprochées; elles mûrissaient incomplétement, se séchaient assez promptement, laissaient après elles des maculatures livides, cuivrées, qui persistaient fort longtemps pour faire place à de nouvelles pustules ; des douleurs ostéocopes assez violentes troublaient le sommeil de ce malade.

Nous avons fait faire usage à ce monsieur des eaux de la source sulfureuse en boisson et en bains, pendant un mois, qui a suffi pour le guérir radicalement.

Trente et unième observation, du 10 juillet 1846.

Le sieur J. B..., de Saint-Martin-Destréaux (Loire), âgé de quarante ans, cultivateur, avait eu, il y avait deux ans, des douleurs assez vives le long de la colonne vertébrale, qui l'avaient privé pendant quelque temps de l'usage de ses membres inférieurs. Ce malade avait été saigné, il avait eu des sangsues, avait été, suivant toute apparence, soigné convenablement ; seulement il avait été traité pour une affection rhumatismale, tandis que, d'après les renseignements qu'il nous a donnés, et d'après son état présent, il avait eu et avait encore une maladie de la moelle épinière, passée à l'état chronique.

Lorsque ce malade est venu nous voir, il était presque paraplégique ; il accusait des douleurs, mais peu vives, au bas de la colonne vertébrale et à la partie postérieure des cuisses. Les membres inférieurs étaient à peine sensibles, ils exécutaient de faibles mouvements.

Nous avons administré à ce malade les eaux de la source du bain des Romains, en boisson, en bains et en douches, pendant un mois, après lequel il a été parfaitement rétabli.

Trente-deuxième observation, du 14 juillet 1846.

Mademoiselle R. F..., de Saint-Martin-Destréaux (Loire), âgée de dix-neuf ans, d'une grande taille, d'un tempérament lymphatico-sanguin, jouissait d'une assez bonne santé, à part une infir-

mité dont elle était affectée du côté des pieds, depuis deux ans. Il existait chez cette jeune personne un œdème aux pieds, avec ulcérations sur les orteils. Cette demoiselle marchait très-difficilement, et se blessait au moindre trajet qu'elle faisait. Nous lui avons administré les eaux de la source du bain des Romains, en boisson, en bains et en douches, pendant vingt et un jours. L'œdème s'est dissipé, les ulcérations des orteils se sont cicatrisées, les pieds se sont raffermis. Cette demoiselle a pu, par la suite, faire de longs exercices sans souffrir, et sans voir reparaître les accidents que les eaux de Sail ont détruits.

Trente-troisième observation, du 14 juillet 1846.

Mademoiselle L. C..., de Saint-Martin-Destréaux (Loire), âgée de trente-cinq ans, était atteinte, depuis quatre ans, d'une gastralgie qui avait altéré sa santé d'une manière fâcheuse; ses digestions étaient lentes et pénibles, elle avait du dégoût pour tous les aliments; elle éprouvait une tension extraordinaire dans la région de l'estomac, après avoir pris le moindre aliment. Ses selles étaient rares, dures, inégales; elle éprouvait des angoisses continuelles, le système nerveux était très-agacé, son visage était jaune paille; il existait une maigreur frappante ; elle était peu et mal réglée. Cette demoiselle a pris les eaux d'Urfé en boisson, celles des Romains en bains et en douches ascendantes pendant vingt et un jours. Sa santé s'était beaucoup améliorée à la fin de cette saison. Nous avons revu cette personne il y a un mois, elle se portait très-bien.

Les eaux ont manifesté leur puissance, nous a-t-elle dit, deux mois après les avoir prises.

Trente-quatrième observation, du 15 juillet 1846.

Le nommé Rosset (Clément), âgé de trente-cinq ans, porteur d'un certificat d'indigence de M. le maire de Montaiguet (Allier), est venu nous montrer un ulcère qui occupait toutes les faces interne, antérieure et externe de la jambe gauche ; le tibia était gonflé d'une manière extraordinaire ; il y avait une nécrose de toute la face interne ; la suppuration était abondante et fétide. Nous avons fait prendre à ce malade des bains entiers de la source sulfureuse, des bains de jambes; il s'est pansé deux fois par jour avec la même eau et de la charpie, il a bu de l'eau de la source du Saule. Le séquestre s'est détaché au bout de huit jours, l'ulcère a pris un bon aspect. Ce malade est parti à la fin du mois d'août, son ulcère étant presque cicatrisé. La santé de ce malade, qui était devenue des plus mauvaises, s'était bien améliorée. Nous lui avons conseillé de continuer de se panser avec l'eau de la source du Saule et d'en boire. Nous ne doutons pas qu'il ne soit guéri depuis long-temps.

Trente-cinquième observation, du 15 juillet 1846.

M. L..., de la Palisse (Allier), âgé de quarante-cinq ans, d'un tempérament éminemment sanguin qui nécessitait de fréquentes saignées, malgré que ce malade vécût d'un régime presque tout végétal, auquel nous l'avions soumis depuis quelques années, était atteint, depuis trois ans, d'un asthme qui parfois le fatiguait tellement, qu'il ne pouvait se livrer à l'exercice de sa profession de boucher. Le pouls était souvent irrégulier, les battements du cœur étaient parfois irréguliers et tumultueux. Ce malade avait aussi une ophthalmie chronique qui avait résisté aux différents agents thérapeutiques que nous avions employés. Nous l'avons engagé à venir prendre les eaux. Nous lui avons fait boire les eaux de la source du Saule, fait prendre des bains d'yeux avec les eaux de cette source ; il a pris des bains entiers de la source des Romains. Au bout de huit jours, il lui est survenu une poussée générale qui a persisté pendant dix jours. Nous lui avons pratiqué une forte saignée, nous l'avons mis à l'usage des eaux de la fontaine d'Urfé en boisson, nous avons continué les bains. Ce malade a fait une saison de vingt jours. L'ophthalmie et l'asthme ont disparu. Nous voyons M. L... journellement, il se porte très-bien.

Trente-sixième observation, du 15 juillet 1846.

Madame P..., de Paris, âgée de quarante-six ans, mère d'une seule enfant, nous a été adressée par M. le docteur Baudelocque, pensant que cette dame pourrait trouver du soulagement à de grandes souffrances produites par une coxalgie dont cette dame était affectée depuis vingt ans. Cette dame nous a raconté qu'il lui avait été apposé un grand nombre de sangsues à plusieurs reprises, au début de sa maladie, autour de l'articulation coxo-fémorale gauche ; qu'on lui avait mis plusieurs vésicatoires en différentes fois, qui étaient pansés avec de l'acétate de morphine; que plus tard, on lui a mis six moxas autour de l'articulation. Après tous ces traitements, qui ont été faits pendant plusieurs années, elle a fréquenté, pendant plusieurs années aussi, différents établissements thermaux ; loin d'en éprouver du soulagement, elle a vu le membre inférieur gauche qui allait toujours en se raccourcissant (le raccourcissement était de quatre centimètres), qu'il avait peu de force, qu'il s'amaigrissait beaucoup.

Ne sachant si nos eaux seraient de quelque ressource aux maux de cette dame, nous avons tenté, nous l'avouons, de les lui administrer en boisson, en bains et en douches. A notre grande satisfaction, et à celle de cette dame, nous avons vu, en peu de temps, sa santé s'améliorer ; car elle était bien chétive quand elle est venue à Sail ; ses douleurs ont diminué assez rapidement. Quand cette dame est partie, après une saison de vingt et un jours, elle avait posé ses deux béquilles, et ne marchait plus qu'avec l'aide d'une canne.

Trente-septième observation, du 17 juillet 1846.

Madame de G..., âgée de vingt-huit ans, d'un tempérament sanguin, d'une taille moyenne, brune, mariée depuis cinq ans, sans enfant, avait eu, il y avait deux ans, une métrite aiguë qui avait failli compromettre ses jours : cette affection avait passé à l'état chronique; il était survenu des ulcérations au col de l'utérus; il y avait un écoulement purulent, abondant, d'une odeur repoussante, nauséabonde ; sa santé était grandement altérée, elle était dans un état voisin du marasme. Nous avions fait subir différentes médications à cette dame, qui toutes avaient été infructueuses. Nous lui avons administré les eaux de la source d'Urfé en boisson, celles des Romains en bains et en douches ascendantes pendant vingt-cinq jours, après lesquels madame de G... a été parfaitement rétablie.

Nous voyons cette dame quelquefois , elle jouit maintenant d'une parfaite santé.

Trente-huitième observation, du 25 juillet 1846.

Le sieur Mathieu Beaucoup nous a été amené par M. le docteur Billiottet, chevalier de la Légion d'honneur, exerçant la médecine à Saint-Laurent-de-Chamousset (Rhône). Le protégé de ce médecin distingué était âgé de vingt ans ; il était d'un tempérament lymphatique, blond, annonçant le vice scrofuleux d'après ses formes et sa constitution ; il avait la figure un peu bouffie, les lèvres et le nez étaient épais et volumineux ; il existait des engorgements glandulaires autour du cou, sous les aisselles et dans les aines ; il était maigre, sans énergie, l'œil éteint. Les pavillons des oreilles de ce jeune homme étaient à moitié rongés par des ulcérations entourées de tubercules aplatis, d'une couleur rouge livide ; un ichor âcre coulait de ces ulcérations. Il existait une semblable ulcération sur la joue gauche ; la joue droite était couverte de croûtes brunâtres, épaisses, sèches et assez adhérentes. Il existait, autour des membres supérieurs et inférieurs, beaucoup de tubercules ovalaires, diffus, mal circonscrits, faisant saillie à la surface des téguments, d'une couleur rouge livide. Ce malade avait déjà subi plusieurs traitements depuis l'invasion de cette hideuse et désastreuse maladie ; il avait passé dix-huit mois à l'hôpital des Antiquailles de Lyon, sans jamais avoir éprouvé aucune amélioration dans son triste état. Nous lui avons fait prendre les eaux de la source sulfureuse en boisson, en lotions et en bains, jusqu'à la fin du mois d'août.

Lorsque ce jeune homme a quitté l'établissement, il ne lui restait

plus que quelques tubercules sur les membres. Nous l'avons engagé
à revenir en 1847. Nous espérons qu'il guérira radicalement de
cette affection si rebelle et si horrible.

Trente-neuvième observation, du 5 août 1846.

M. M de G..., d'Autun (Saône-et-Loire), âgé de vingt et un ans, de
taille moyenne, d'un tempérament lymphatique, éminemment scrofuleux, le visage pâle, bouffi, les lèvres et le nez épais et volumineux, les cils longs, châtain, portait, depuis plusieurs années, deux
volumineuses tumeurs qui occupaient les deux régions latérales du
cou. Depuis un an, ces tumeurs s'étaient ulcérées, perforées de
distance en distance; elles répandaient une suppuration abondante
et de mauvaise nature. Nous avons conseillé à ce monsieur de faire
usage des eaux de la source des Romains en boisson, en lotions et
en bains. Il s'est pansé avec ces mêmes eaux pendant un mois.
Lorsqu'il est parti, les tumeurs avaient diminué beaucoup de volume; la plupart des ulcérations étaient cicatrisées, il n'existait plus
de trajets fistuleux. La santé de ce jeune homme, qui était bien
mauvaise, était devenue bien meilleure. Nous avons engagé ce
monsieur à boire de ces eaux, et à se panser avec elles pendant
deux ou trois mois chez lui. Il nous reviendra cet été, et nous espérons avec lui obtenir une cure complète.

Quarantième observation, du 5 août 1846.

La nommée Jacquet (Marie), de Chenay (Saône-et-Loire), âgée
de quarante-trois ans, mariée depuis l'âge de dix-huit ans, devenue mère de trois enfants dans l'espace de cinq ans, d'une taille
au-dessous de la moyenne, brune, d'une assez bonne constitution,
est venue, munie d'un certificat d'indigence de M. le maire de Chenay, nous consulter pour une affection dont elle était atteinte depuis quatre ans. Cette femme avait été menstruée à l'âge de treize
ans; elle s'était toujours bien portée jusqu'à l'âge de trente-neuf
ans, époque à laquelle ses règles ont disparu pour ne plus revenir.

Un an après la cessation du flux menstruel, cette femme a été prise, d'après les renseignements qu'elle nous a fournis, venant du médecin qui lui avait donné des soins, d'une inflammation très-aiguë des viscères du bas-ventre ; il y avait eu métro-péritonite et cystite. Cette maladie a été de longue durée ; les accidents inflammatoires se sont dissipés ; mais il est resté à cette malheureuse une cystite chronique, ou catarrhe vésical.

Lorsque cette malade s'est présentée à notre observation, elle éprouvait de la douleur à l'hypogastre ; cette douleur se propageait vers le rectum, le périnée, les cuisses ; il existait un sentiment de pesanteur, avec accompagnement de besoins d'uriner fréquents et douloureux, auxquels succédait l'éjection très-pénible de quelques gouttes d'urine.

Nous avons voulu observer cette malade pendant quelques jours avant de la soumettre au régime des eaux. Le second jour de son arrivée, elle a été prise d'une rétention d'urine ; il était survenu de la céphalalgie, une soif vive, de la réaction fébrile ; tout son corps était baigné d'une sueur qui répandait l'odeur de l'urine. Nous l'avons sondée ; nous avons tout de suite administré les eaux de la fontaine d'Urfé en boisson ; nous lui avons fait prendre un bain entier : la céphalalgie s'est dissipée, la soif a diminué beaucoup, la fièvre est tombée le lendemain ; la malade a continué à boire de la même eau, elle a pris un bain et quelques aliments, elle a gardé un repos absolu. Le cinquième jour, cette malade s'est levée ; elle est allée boire les eaux et prendre un bain tous les matins, pendant un mois, après lequel cette femme a quitté l'établissement, parfaitement guérie.

N. B. — Il est à regretter que bien d'autres malades, par des considérations particulières, ne nous aient pas autorisé à citer ici les heureux résultats qu'ils ont retirés des eaux minérales de Sail-lès-Chateaumorand. Il en est plusi urs qui eussent fourni des observations du plus grand intérêt pour la faculté de médecine.

ANALYSE.

Nous croyons à propos de citer ici textuellement, dans l'intérêt de la science, les considérations sur l'analyse des eaux du docteur Constant Despine fils, médecin attaché aux eaux d'Aix, en Savoie (1).

« Quand on considère que les eaux thermales sont généralement
« adoptées comme moyen de guérison, même dans les maladies qui
« ont résisté à toutes les ressources thérapeutiques, et que les prin-
« cipes médicamenteux y sont en quantité minime, proportionnel-
« lement aux effets qu'ils produisent sur nos corps, on est porté à
« croire que les cures heureuses qu'elles opèrent sont dues *moins*
« *à la quantité des éléments fixes et volatils contenus dans ces eaux,*
« *qu'à un état de combinaison particulier, ou à l'action de principes*
« *qui se sont dérobés jusqu'ici à nos recherches : c'est pourquoi la*
« *véritable analyse, celle qui convient spécialement aux médecins*
« *des eaux, comme l'a remarqué judicieusement Boirot-Desservier,*
« *consiste dans l'observation rigoureuse des effets qu'elles produisent*
« *sur l'économie animale.* »

« Le docteur Bertrand, du Mont-d'Or, a dit, en parlant des pro-
« priétés des eaux thermales : « Sont-elles toutes du ressort de la
« chimie ? Le fluide électrique, le magnétique, le galvanique, la lu-
« mière dans tel état, le calorique dans tel autre, s'ils n'agissent
« pas sur leurs principes constituants, ne concourent-ils pas du
« moins à l'effet qu'ils produisent, en prédisposant nos corps à les
« subir ? Ces eaux, ainsi transportées dans nos laboratoires, ne
« sont-elles pas dans une condition presque analogue à celle des
« fluides extraits de l'économie animale, où l'analyse trouve tout,
« hormis le principe de vie ? Cette idée fut émise par *Chaptal*,
« lorsqu'il avouait qu'en décomposant les eaux minérales, *on n'en*
« *disséquait que le cadavre.* »

(1) Manuel topographique et médical de l'étranger aux eaux d'Aix, en Savoie, page 67.

Analyse de l'eau minérale de Sail-lès-Chateaumorand, extraite du rapport lu et adopté en séance de l'Académie royale de médecine de Paris, le 6 mai 1845.

Cette eau est très-limpide ; sa saveur est légèrement alcalescente et un peu fade.

Elle ne fait rien éprouver au papier bleu de tournesol ; mais quand elle a subi une légère concentration, elle présente sur les papiers réactifs l'action des substances alcalines.

La chaux, la magnésie, les chlorures, la silice, les sulfates, la soude, la potasse, des traces sensibles de nitrate, sont plus ou moins distinctes dans l'eau intacte ou évaporée en partie.

1000 grammes évaporés ne laissent qu'un résidu salin, grisâtre, d'apparence feuilleté, qui pèse 1 gr. 76, et dans lequel on trouve { 0,40 de sels devenus insolubles.
{ 0,35 de sels restés solubles.

L'analyse conduit aux résultats suivants pour l'eau intacte :
Acide carbonique et air à peine sensibles.

Bicarbonate de chaux.	0,190
Id. de magnésie.	0,059
Bicarbonate de soude (anhydre). . . .	0,050
Id. de potasse.	0,051
Sulfate de chaux et de soude (anhydre) .	0,050
Chlorures de sodium et de potassium. . .	0,250
Silicates de soude et de potasse. . . .	0,285
Nitrate de magnésie.	0,020
Alumine, oxyde de fer, matière organique.	traces légères.

0,855

Analyse de l'eau du petit bassin, dite sulfureuse, faite par M. Boursier, ingénieur civil (11 mars 1846).

Un litre évaporé avec le plus grand soin donne 0,295 de résidu, contenant 0,218 de matières solubles, 0,062 de matières solubles dans les acides, et 0,015 d'insolubles dans l'eau ou les acides, reconnus pour être de la silice par le traitement de l'acide fluorique. Les recherches spéciales ont donné pour un litre :

Silice.	0,040
Acide sulfurique.	0,027
Chlore.	0,017
Chaux	0,025
Magnésie.	0,040
Soude.	0,012

Traces de fer, d'alun et de potasse indéterminées.

Acide carbonique indéterminé.

Avec ces données, on arrive à la composition suivante, qui représente la presque totalité du résidu de l'évaporation.

Chlorure de sodium. . .	Chlore.	0,027	0,045
	Soude.	0,018	
Sulfate de chaux. . . .	Acide sulfurique. . .	0,027	0,059
	Chaux.	0,012	
Silicate de soude.. . .	Silice..	0,040	0,095
	Soude.	0,055	
Sous-carbonate de soude.	Acide.	0,028	0,059
	Soude.	0,051	
Sous-carbonate de chaux.	Acide.	0,008	0,019
	Chaux	0,011	
Sous-carb. de magnésie. .	Acide.	0,011	0,021
	Magnésie.	0,010	
Fer.			
Alumine.			0,017
Perte.			

0,295

En admettant les carbonates à l'état de bicarbonates, on a la composition suivante, qui est une des plus probables que l'on puisse former :

Bicarbonate de soude..	0,100
Bicarbonate de chaux.	0,027
Bicarbonate de magnésie.	0,051
Chlorure de sodium.	0,045
Sulfate de chaux..	0,029
Silicate de soude.	0,095
Fer . . . . Alumine. . . . } . . . . traces sensibles. Potasse. . . .	

Total des matières fournies par litre.   0,525

Les sources et les bains sont ouverts du 15 mai au 15 septembre.

Merle-Desisles, docteur-médecin de l'hôpital de la Palisse (Allier), médecin-inspecteur de l'établissement thermal de Sail-lès-Cha - teaumorand (Loire) (1).

(1) Nommé par arrêté ministériel, le 28 juillet 1845.

www.ingramcontent.com/pod-product-compliance
Ingram Content Group UK Ltd.
Pitfield, Milton Keynes, MK11 3LW, UK
UKHW020045080726
13614UKWH00004B/1931